COUP D'OEIL RÉTROSPECTIF

SUR LES

PRÉPARATIONS FERRUGINEUSES

LES PLUS ACCRÉDITÉES DE NOS JOURS ;

Par Emile Mouchon, pharmacien à Lyon,

SUIVI DE L'EXTRAIT D'UN MÉMOIRE
PUBLIÉ PAR M. FÉLIX BOUDET, PHARMACIEN,
SUR LE PROTO-IODURE DE M. ALPHONSE DUPASQUIER.

LYON,

IMPRIMERIE D'ISIDORE DELEUZE,

RUE ST-DOMINIQUE, 13.

1841.

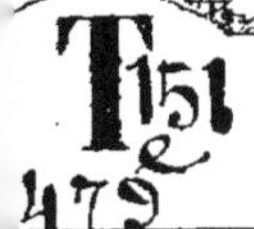

COUP D'ŒIL RÉTROSPECTIF

SUR LES

PRÉPARATIONS FERRUGINEUSES.

COUP D'OEIL RÉTROSPECTIF

SUR LES

PRÉPARATIONS FERRUGINEUSES

LES PLUS ACCRÉDITÉES DE NOS JOURS ;

Par Emile Mouchon, pharmacien à Lyon,

SUIVI DE L'EXTRAIT D'UN MÉMOIRE
PUBLIÉ PAR M. FÉLIX BOUDET, PHARMACIEN,
SUR LE PROTO-IODURE DE M. ALPHONSE DUPASQUIER.

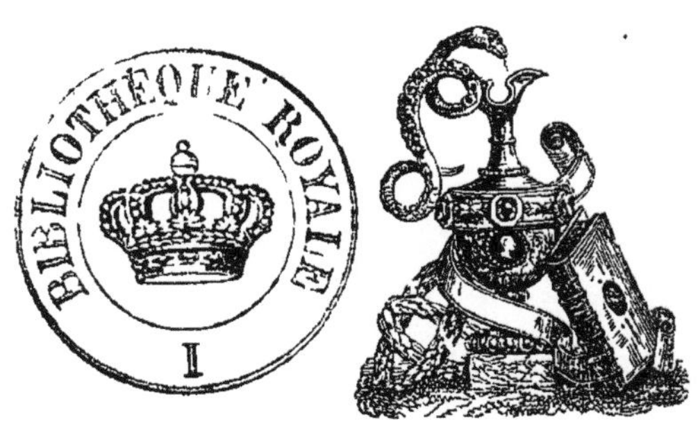

LYON,

IMPRIMERIE D'ISIDORE DELEUZE,

RUE ST-DOMINIQUE, 13.

1841.

COUP D'ŒIL RÉTROSPECTIF

SUR LES PRÉPARATIONS FERRUGINEUSES

LES PLUS ACCRÉDITÉES DE NOS JOURS.

Depuis que l'enceinte de l'Académie royale de médecine a retenti de l'éloge que l'honorable chef de la pharmacie centrale des hôpitaux civils de Paris a cru devoir faire, au nom d'une commission (1), en faveur d'une modification utile apportée à la préparation des pilules de carbonate de fer, tant préconisées de nos jours, deux puissances antagonistes, les pilules dites de Blaud, d'une part, et les pilules dites de Vallet, de l'autre, semblent se disputer, jusqu'à un certain point pourtant, la faveur du monde médical. L'une, revendiquant son droit d'aî-

(1) Cette Commission se composait de MM. Planche, Martin Solon et Soubeiran, rapporteur.

nesse et ses longues années de succès; l'autre, s'appuyant de l'autorité de noms haut placés dans l'opinion des hommes de l'art; toutes deux enfin se recommandant à la confiance de ces mêmes hommes par des titres également recommandables, "ont dû nécessairement établir une rivalité qui n'aurait rien que d'honorable pour leurs auteurs, si l'esprit de monopole qui envahit de plus en plus notre profession, au grand détriment de ces hommes probes autant que modestes qui savent se renfermer avec dignité dans les limites qui leur sont sagement tracées par la loi, n'accusait de part et d'autre des vues mercantiles qu'il est d'autant plus déplorable de reconnaître, qu'elles peuvent jeter de la défaveur sur des praticiens dont les précédents nous ont appris à apprécier le mérite, et que nous nous plaisons d'ailleurs à entourer de notre estime.

Sans avoir l'intention de nuire en aucune manière aux deux produits en question, j'avouerai que j'ai peine à comprendre qu'ils aient pu occuper les esprits assez sérieusement pour avoir acquis autant d'importance.

A en croire M. Blaud sur parole, il pourrait sembler qu'il ait été le premier à associer le sulfate de fer avec un sel alcalin, tandis qu'il est à la connaissance de tous que cette association date de très long-temps. Il suffirait du reste d'ouvrir la pharmacopée universelle de M. Jourdan, pour acquérir la certitude de ce fait. Les pilules de Griffith, les pilules emménagogues de la pharmacopée de Philadelphie et autres qui figurent dans ce grand compendium polypharmaque, avec autant de variantes qu'il y a de formules de ce genre, témoignent suffisamment de la connaissance qu'avaient les anciens des combinaisons de cette nature, auxquelles ils ajoutaient presque toujours la myrrhe, comme auxiliaire. Néanmoins, il faut reconnaître que si les pilules ferrugineuses salines ne sont pas une chose nouvelle, elles ont subi, entre les mains du docteur Blaud, une modification qui peut et doit être utile dans certains cas où la présence d'un adjuvant, comme la myrrhe, par exemple, pour rait constituer une contre-indication.

Le docteur Becker, convaincu, à tort ou à raison que le carbonate de fer au minimum d'oxidation doit l'emporter sur le peroxide de la même base, par ce motif qu'il semble se dissoudre convenablement dans les sucs gastriques, fut peut-être assez bien inspiré lorsqu'il engagea M. Klauer, pharmacien, à se livrer à quelques essais, dans le dessein d'arriver au meilleur mode possible pour assurer la stabilité du proto-sel.

Ces tentatives, basées sur les données acquises par M. Becker, eurent, comme tout le monde le sait, un résultat satisfaisant; cependant elles n'amenèrent pas la solution complète du problème, ainsi que le témoignait la couleur verte-noirâtre du produit.

Dans cet état de choses, autant eût-il valu sans doute accepter la formule proposée, il y a peu d'années, par M. Menzer, formule dont la mise à exécution assurait la non-oxidation du métal, par le fait du mélange extemporané du sulfate ferreux, du bi-carbonate de soude et du sucre, au moment même de l'administration. Ce moyen, qui n'a contre lui que d'exposer le malade à l'impression désagréable du sel ferreux mis en dissolution, mériterait peut-être d'être pris en considération, comme pouvant remplir parfaitement l'intention du médecin, sous le point de vue médical. L'exécution en est si facile et si simple , et les garanties qu'il présente d'ailleurs me paraissent telles , que je n'hésite pas à le signaler à l'attention des médecins , même avec son côté défavorable.

La poudre ferrugineuse de Menzer se compose de

Sulfate de fer cristallisé , en poudre. . 2 grammes.

Sucre en poudre. 6

que l'on divise en 12 paquets égaux , dont l'étiquette doit porter le numéro un ;

plus de

Bi-carbonate de soude pulvérisé . . . 2 grammes.

Sucre pulvérisé 6

dont on divise la masse en 12 paquets ; constituant le numéro deux.

Chacune de ces poudres est étendue séparément de quelques cuillerées d'eau , au moment même de l'administration.

Une autre poudre , la poudre du docteur Quesneville , dont M. Breton , pharmacien à Grenoble , nous a révélé la composition chimique par une analyse consciencieuse autant que désintéressée , me paraît se recommander aussi aux médecins , par ses propriétés antichlorotiques et autres. C'est un composé de

Sulfate de fer cristallisé. . . . . . . 0,60 gram.

Acide tartrique 16

Sucre pulvérisé. 40

Bi-carbonate de soude 12

dont on opère le mélange de la manière suivante : On associe le sulfate avec l'acide tartrique , pour former une poudre presque grossière , à laquelle on ajoute successi-

vement le sucre et le carbonate, réduits en poudre fine,
pour réaliser un tout homogène, que l'on divise en quatre
parties égales, dans autant de flacons fermant herméti-
quement.

Une de ces doses est suffisante pour un litre d'eau et
constitue avec cette quantité de menstrue une boisson trans-
parente, d'une saveur peu désagréable, c'est-à-dire à la
fois ferrugineuse, acidule et sucrée, boisson qu'il faut em-
prisonner soigneusement, eu égard à sa propriété gazifère.

On ne reconnaît nullement là la composition que
M. Quesneville lui-même, pour des motifs que je ne
veux pas approfondir, a publiée dans quelques journaux,
cette composition comprenant le citrate double de fer et
de soude, le citrate acide de soude, le bi-carbonate de
soude et le sucre, dans les proportions de un gramme
du premier, quatre du second, un du troisième, et
quatre du quatrième ou dernier de ces constituants ; ce
qui établirait une combinaison plus difficile à réaliser,
et d'ailleurs d'une valeur vénale beaucoup trop élevée,
sans profit sans doute pour la thérapeutique.

A défaut de ce mode d'emploi, les pilules de M. Vallet,
qui ne sont, à vrai dire, qu'une imitation perfectionnée
du procédé du pharmacien de Mulhausen, peuvent se
recommander aux praticiens, surtout avec la modification proposée par M. Simonin, de Nancy, et mieux encore avec celle dont M. Félix Boudet nous a donné connaissance, dans l'un des derniers cahiers du journal de
pharmacie de Paris.

M. Boudet propose de prendre :

Sulfate de fer pur et cristallisé . . . . 16 grammes ;
de faire sécher à l'étuve ce sel pulvérisé ; de le triturer

de nouveau, pour le réduire en poudre fine ; d'opérer un mélange intime de cette poudre et de

Sous-carbonate de potasse sec et pulvérisé 16 grammes ; puis d'ajouter instantanément

Miel blanc environ . . . . 12 grammes, soit une quantité suffisante pour former une masse qui, de molle qu'elle était d'abord, prend bientôt une consistance convenable pour être divisée en pilules, dont le nombre doit être de quatre-vingt-seize.

Cette formule convient par son résultat aussi bien que par sa simplicité ; elle fournit en effet un médicament qui peut être comparé, sans aucun désavantage, aux pilules de **M.** Vallet, et dont le mode est de beaucoup préférable, en ce sens que le travail y est singulièrement simplifié.

Ainsi que l'assure **M.** Boudet, les deux sels desséchés se mêlent sans que leur blancheur éprouve aucune altération ; mais il est à remarquer que, sous l'influence salutaire du miel, le mélange prend rapidement une belle couleur verte, due à la réaction qui s'opère entre les constituants salins. Néanmoins rien ne dénote là une action chimique nuisible, et tout porte à considérer le produit comme un médicament doué de la stabilité qui manquait aux pilules de Blaud, pour en faire un agent aussi sûr que recommandable.

Il faut le dire pourtant, on a attaché beaucoup trop d'importance aux modifications apportées aux pilules de Blaud, cette stabilité, en faveur de laquelle on s'est complaisamment prononcé, n'étant pas un caractère suffisant pour faire considérer les pilules de Vallet comme les seules admissibles à l'exclusion des autres. Il est conforme aux principes, j'en conviens, de donner la préférence à un médicament qui reste toujours le même ; mais aussi il n'est nullement prouvé qu'un sel de fer au minimum d'oxidation soit plus actif qu'un deutoxide, un peroxide, etc., les pilules de Blaud et une foule d'autres agents ferrugineux très-connus ayant si souvent triomphé de la chlorose et autres maladies qui réclament aussi impérieusement l'usage des martiaux, qu'il ne peut rester l'ombre d'un doute sur leur efficacité.

Au nombre de ces agents, on peut citer avec éloges les pilules de carbonate de fer et de potasse préconisées par quelques auteurs, notamment par MM. Henry et Guibourt, qui en ont reproduit la formule dans leur excellente pharmacopée, tout en signalant leur grande solubilité.

Pour quatre-vingt-seize de ces pilules, on prend :

    Sulfate de fer cristallisé. . . . . 16 grammes.
    Bi-carbonate de potasse. 16
    Gomme arabique en poudre. 4
    Guimauve en poudre 2

On procède comme pour les pilules de Blaud.

Examinées une année après leur préparation, ces pilules, qui étaient rouges et complètement solubles dans l'eau, bien qu'elles fussent aussi dures que de la pierre, sont signalées par mon savant confrère, M. Guibourt, comme contenant le carbonate double de potasse et d'oxide ferrique qui constitue la teinture martiale alcaline de Stahl, dont les chimistes, surtout en Angleterre, se sont peut-être beaucoup trop occupés.

En raison des longueurs qu'entraîne la préparation de ces diverses pilules ; en raison aussi des obstacles que peut trouver leur administration , il serait peut-être avantageux de convertir en sirop , soit le sel protoxidé, soit ceux qui ont acquis des degrés d'oxidation plus avancés ; mais il ne faut pas se dissimuler qu'un produit de ce genre aurait contre lui un côté défavorable , vu l'insolubilité plus ou moins prononcée des bases.

Voici du reste deux formules que je livre à la publicité, sans y attacher aucune importance. Les praticiens pourront les juger pour ce qu'elles peuvent valoir, et rien de plus.

Sirop de proto-carbonate de fer et de potasse.

Prenez : Sulfate de fer pur et cristallisé   16 grammes.
         Sous-carbonate de potasse . .   16
         Sirop de gomme à 30 degrés. 750

Opérez de même que dans la préparation des pilules de Blaud, modifiées par M. Boudet, pour obtenir une poudre fine résultant du mélange des deux sels ; ajoutez peu à peu à cette poudre le sirop de gomme ; formez du tout un mélange exact , laissez-le en repos pendant vingt-quatre heures, et introduisez-le dans des vases que vous boucherez soigneusement.

Les conditions voulues pour la stabilité des sels de fer sont ici aussi bien remplies que dans la préparation des pilules de Vallet. La saveur du médicament n'a même rien de repoussant ; mais, je le répète, il est loin de présenter les caractères physiques qui rendent un sirop recommandable, la substance saline n'étant là qu'en suspension, et troublant conséquemment sa transparence, tout en lui communiquant l'aspect verdâtre propre au proto-carbonate de fer.

Une once de ce sirop représente deux pilules de Blaud et quatre de Vallet. Il y a de plus que dans ces dernières le sulfate et le carbonate de potasse qui se rencontrent dans les premières, mais sans préjudice notable pour le médicament; cependant, comme les organes gastriques peuvent bien ne pas toujours s'accommoder de la présence d'un sel fortement alcalin, la substitution du bi-carbonate au sel basique me paraîtrait assez rationnelle, d'autant plus que le carbonate double, qui, comme le font observer MM. Henry et Guibourt, est à la fois soluble et astringent, constitue une base très-propre à être absorbée dans l'économie, et d'ailleurs mieux faite pour être associée avec un sirop.

En conséquence, je serais d'avis de faire figurer dans le sirop le bi-carbonate, en remplacement du sous-carbonate, sans rien changer ni aux proportions, ni au *modus faciendi*. Le produit, au lieu de présenter l'aspect verdâtre et tout-à-fait terne que j'ai signalé plus haut, n'aurait pour ainsi dire plus qu'une apparence opaline tirant sur le jaune, sans que son goût eût rien d'atramentaire, rien qui pût inspirer un véritable dégoût aux malades. La base se trouve là en état de dissolution tout-à-fait incomplète, par suite des réactions opérées dans la masse, réactions qui s'effectuent en donnant lieu au mouvement tumultueux qu'occasionne le développement du gaz acide carbonique dans un liquide épais et visqueux; aussi le sirop devient-il tout d'abord extrêmement mousseux et consistant, pour reprendre peu à peu la fluidité qui lui est propre, à mesure que l'action chimique s'achève.

On peut considérer comme une association heureuse

celle du peroxide de fer hydraté , du proto-carbonate de la même base, etc. , avec du chocolat, dans la proportion de 15 à 30 grammes sur 500. Le chocolat est en effet une substance très-propre à rendre commode et facile l'usage de quelques ferrugineux, sa saveur agréable, que l'on peut relever par l'addition d'un aromate, effaçant presque complètement celle des sels de fer , à tel point que l'on pourrait laisser ignorer à certains malades qui ont une aversion invincible pour tout ce qui porte le nom de remède, la présence de l'un ou de l'autre de ces agents. Il suffirait alors de borner la proportion de la base médicamenteuse à un trente-deuxième (15 pour 500). Elle est ainsi assez forte pour remplir les vues du médecin, dans la plupart des cas. Elle est même plus que suffisante, lorsqu'il s'agit de prendre le chocolat en tablettes et non en pastilles, chaque tablette de quarante-cinq grammes renfermant un gramme vingt-trois centigrammes d'hydrate. Au surplus, il faut se persuader que le chocolat ainsi constitué se conserve mieux en bon état qu'avec une plus forte proportion de matière ferrugineuse, bien que, dans tous les cas, il demande à être renouvelé assez souvent.

Pour le chocolat comme pour les pilules, il me semble qu'il peut être très avantageux de donner la préférence aux deux sels qui constituent le carbonate double de potasse et d'oxide ferrique. Ces deux agents chimiques (bi-carbonate de potasse et sulfate de fer pur) unis intimement ensemble par trituration, au moment de la préparation du chocolat ferrugineux, ne figurent dans le produit qu'à l'état de simple mélange, ou tout au plus qu'à l'état de demi-combinaison. Or, la réaction ne

s'opérant ou ne s'achevant que dans les voies gastriques,
ne peut-il pas en résulter des avantages pour l'effet médical, surtout lorsque le chocolat est assez récemment
préparé pour que l'action chimique n'ait pas pu être ou
plus avancée ou complètement achevée? C'est une question que l'expérience seule peut résoudre, et qu'elle ré-
soudra, je l'espère, d'une manière affirmative, le chocolat ainsi confectionné me paraissant exercer une action
puissante sur l'économie.

Les chocolats martiaux, préparés ainsi avec des sels
mélangés seulement au moment de la préparation, offrent
un inconvénient qu'il convient de signaler : ils ne peuvent
se prêter à la coction dans l'eau, pour être pris en boisson, sans donner lieu à la formation d'une certaine
quantité de tannate de fer, et, partant, sans communi-
quer au liquide une couleur noire et un goût atramentaire qui ne sauraient convenir en pareil cas. Au surplus,
ce défaut existe dans tous les chocolats à l'hydrate de
fer, lorsque le sel a été lavé avec assez peu de soin pour
contenir du sulfate non combiné; aussi convient-il de
n'employer à la préparation des chocolats ferrugineux,
destinés à être pris sous forme liquide, que de l'hydrate
ferreux ou ferrique rendu pur par des lavages réitérés.
Il ne serait pas plus convenable de faire entrer dans le
chocolat de l'éthiops martial ou du fer porphyrisé, s'il
ne devait pas être pris en pastilles, ou autrement dit à
sec, l'insolubilité et la pesanteur de ces corps ne permettant pas de les tenir long-temps enchaînés dans un
liquide.

Lorsqu'on voudra préparer du chocolat au carbonate de fer et de potasse, on prendra, pour cinq

cents grammes de masse, huit grammes de bi-carbonate de potasse, autant de sulfate de fer pur, que l'on fera dessécher à l'étuve; on réduira chaque sel en poudre très fine; on en formera, par trituration, un mélange très exact; on fera chauffer le chocolat dans un mortier de fer, et, lorsqu'il sera convenablement mou, on y incorporera avec soin le mélange salin. Lorsque la masse sera bien homogène et bien liée, on s'empressera d'en former des petits cylindres, que l'on divisera instantanément en petites fractions de huit décigrammes, dont on formera des bols que l'on placera sur des plaques de fer-blanc, chauffées suffisamment, pour leur faire prendre la forme voulue, à l'aide de légères secousses imprimées aux plaques.

Chacune de ces tablettes contiendra deux centigrammes et demi de base, proportion suffisante pour l'effet médical, et cependant telle que la saveur des sels s'effacera presque complètement sous celle du chocolat, à tel point que l'on pourra croire ne prendre que du chocolat pur.

La dose de ces tablettes peut être portée assez haut sans inconvénient; cependant elle devra nécessairement être réglée par le médecin.

Le lactate ferreux est aussi un excellent agent médical; mais il est présumable qu'il rapporte plus à leurs auteurs, MM. Gélis et Conté, qu'il n'est utile à l'humanité, les difficultés que présente sa préparation et son prix très-élevé ne permettant guère d'en généraliser l'emploi. Il est d'ailleurs permis de croire que l'honorable rapporteur de l'Académie, M. Bouillaud, s'est un peu exagéré à lui-même les propriétés curatives de ce nouveau produit, lorsqu'il a pensé qu'il était supérieur aux carbonates de fer, les essais tentés après lui n'ayant pas confirmé cette opinion. Je pense, comme MM. Guibourt, Boullay, Delens et autres praticiens très compétents dans la question, que tous les protosels de la même base conduisent aux mêmes résultats, toutes choses égales d'ailleurs, et dès lors je dois leur accorder la préférence, eu égard à leur prix beaucoup moins élevé et à la facilité plus ou moins grande avec laquelle on les obtient.

La préparation du lactate de fer est, à la vérité, devenue moins difficile, depuis que le commerce nous fournit du lactate de chaux à un prix assez modéré (20 francs le demi-kilogr.). Il suffira de faire dissoudre cinq cents grammes de ce lactate dans deux kilogrammes d'eau bouillante ; de précipiter la chaux par l'acide oxalique et de filtrer. L'acide lactique contenu dans ce liquide mis en contact avec de la limaille de fer pure, et chauffé pendant huit heures environ, fournira, par refroidissement, du lactate de fer très blanc, que l'on séparera du fer en excès pour le laver avec de l'alcool et le sécher avec précaution.

Mon estimable collègue, M. Cap, a proposé quelques formules, dans le dessein de régulariser l'emploi du lactate de fer. Je pense que ces formules doivent être adoptées sans exception ; cependant, si j'avais un choix à faire parmi elles, je donnerais la préférence à celle du sirop, l'emploi d'un tel médicament étant et plus facile et plus convenable que celui des tablettes et des pilules, dont la préparation est du reste beaucoup plus longue.

Le sirop de lactate de fer de M. Cap se compose de :

Lactate de fer . . . . 4 grammes.
Eau distillée 200

Sucre blanc . . . . 400 grammes.

ce qui établit une proportion de deux décigrammes de lactate par trente grammes de sirop (un cent cinquantième de base), proportion tout-à-fait convenable, que l'on ne pourrait guère dépasser sans s'exposer à avoir une dissolution incomplète de la base.

M. Béral, autre pharmacien distingué de Paris, a fourni la formule d'un sirop d'iodure de fer, en faisant observer aux praticiens que c'est seulement sous la forme de sirop que doit être employé désormais l'iodure de fer, eu égard à sa prompte sur-oxidation au contact de l'air, phénomène qui ne peut avoir lieu sans qu'une partie correspondante d'iode soit mise en liberté, au préjudice du médicament.

M. Béral fait entrer dans deux cents grammes de sirop simple un gramme d'iodure liquide, fait à parties égales : or chaque cuillerée de sirop contient cinq centigrammes (un grain) d'iodure sec. On peut, sans inconvénient, doubler cette quantité, l'iodure de fer pouvant être employé à des doses plus élevées. M. Ricord l'emploie à de très-fortes doses dans son sirop sudorifique à l'iodure de fer ; mais il ne faudrait pas se baser sur cet exemple, attendu que l'iodure se trouve complètement décomposé par son contact avec la matière tannante des roses de provins qui entrent dans la composition du sirop de salsepareille composé dont se sert M. Ricord. Aussi est-ce le cas de répéter, après plusieurs praticiens en réputation, que les sels de fer ne doivent jamais être associés avec des astringents tannants. Le tannate de fer qui se forme en pareil cas est insoluble, insipide et si peu susceptible d'agir sur l'économie, qu'il n'est presque jamais employé. Il ne peut recevoir d'utiles applications qu'autant qu'il est associé avec un acide végétal, et à l'état de tannate ferroso-ferrique, comme dans le sirop dont parle M. Béral.

Cet honorable confrère a enrichi la thérapeutique de quelques produits à base de citrate de peroxide de fer, de citrate de fer et de quinine, etc. A mon avis, le citrate ferrique est un des meilleurs ferrugineux que nous ayons. Il est exempt de cette saveur atramentaire qui caractérise si fortement la plupart des sels de fer, et qui en rend souvent l'usage si difficile; de plus, il est stable dans sa constitution, et par conséquent constant dans ses effets. On peut l'obtenir sous deux formes : liquide et sec. Liquide, il marque 24° au pèse-sel de Baumé ; il contient exactement le tiers de son poids de citrate ferrique sec; solide ou sec, il se présente sous l'aspect d'écailles légères, très-brillantes et d'un rouge grenat magnifique : c'est, en un mot, un de nos plus beaux produits chimiques. Il est complètement soluble dans l'eau, mais il ne s'y dissout que lentement.

La préparation de ces deux citrates est fort simple. Pour constituer le citrate ferrique, on fait bouillir ensemble, jusqu'à dissolution presque complète du sel de fer,

   Acide citrique cristallisé. . . . . 3 parties.
   Oxide ferrique hydraté 2
   Eau distillée 12

On filtre le dissoluté, et l'on ajoute sur le filtre assez d'eau pour compléter douze parties de liquide.

Veut-on convertir ce produit en citrate sec, on n'a qu'à en verser une légère couche sur un carreau de verre, pour en opérer la concentration, avec l'aide d'une étuve

bien chauffée , ou , à défaut , sur quelques charbons al-
lumés dont on ménage l'action avec le plus grand soin.

De toutes les préparations à base de citrate , le sirop
est , sans contredit , celle que l'on doit préférer , non-
seulement parce qu'elle est la plus facile , mais encore
parce qu'elle se prête mieux que les autres aux diffé-
rents usages dont les sels de fer sont susceptibles. Le
sirop contient un seizième de citrate liquide et un qua-
rante-huitième de citrate sec. On le fait par simple mélange à froid , ce qui permet de le préparer au moment
même du besoin. Il contiendrait un vingtième ou un
soixantième de base , liquide ou solide , s'il était fait
dans les proportions adoptées par M. Guibourt ; mais il
vaut mieux s'en tenir aux proportions données par
M. Béral , parce qu'elles ont dû être adoptées par la
plupart des praticiens avant la publication de la dernière
édition de *la Pharmacopée* de M. Guibourt.

Un saccharure à base de citrate peut remplacer le
sirop dans certains cas où l'usage de l'eau ferrée est in-
diqué. M. Béral fait entrer un gramme de citrate anhy-
dre dans la quantité de médicament voulue pour un litre
de boisson ; mais il est facultatif de recourir au citrate
seul, le sucre n'étant là , de même que les aromates
qu'il y ajoute, qu'à titre de correctif et d'adjuvant, c'est-
à-dire , pour flatter le goût des malades d'une part , et
de l'autre dans l'intention de rendre le remède un peu
plus stomachique.

Des tablettes et des pilules au citrate de fer sont aussi
au nombre des produits que M. Béral fait figurer parmi
ses divers composés ferrugineux. Chaque tablette et
chaque pilule contenant cinq centigrammes de citrate , il

conseille d'en prendre de six à douze par jour ; mais il
pense qu'il n'y a aucun inconvénient à dépasser cette li-
mite.

Je ne sais jusqu'à quel point peut être avantageuse l'association que propose M. Béral du citrate de fer et du
quinquina ; mais il me semble que son vin de quinquina
ferrugineux ne devrait pas présenter toutes les garanties
désirables , quelque favorable que soit l'opinion de son
auteur à son égard , et quelque confiance que m'inspi-
rent d'ailleurs les assertions d'un tel confrère. Jusqu'à
ce que M. Béral nous ait prouvé par des faits que son
vin ferrugineux contient réellement tous les principes
actifs du quinquina , plus le citrate de fer qu'il y fait entrer , il me sera permis de douter que cinquante grammes de ce nouveau médicament représentent exactement
un gramme de citrate et trois grammes d'écorce du Pé-
rou. C'est peut-être son citrate de fer et de quinine que
cet habile confrère fait entrer dans son vin ; mais alors il
devrait s'expliquer et ne pas laisser planer le doute sur
un produit qu'il importerait de connaître parfaitement
avant de lui accorder toute la confiance qui lui est peut-
être due.

M. Béral est un homme trop haut placé dans l'opinion de ses confrères pour que je puisse lui supposer
d'autres vues que celles qui nous ont appris à l'estimer.
Or, il suffira de lui demander des explications sur le point
qui nous occupe pour qu'il s'empresse de nous les donner
sans aucune arrière-pensée , surtout si, comme l'assure
M. Béral , et comme je le pense moi-même , son citrate
de fer et de quinine est appelé à rendre des services à
l'art de guérir. Mon honorable confrère nous dit bien

que ce produit chimique est le résultat de la combinaison
de quatre parties de citrate ferrique et d'une partie de citrate de quinine ; mais il n'entre dans aucune explication
relative au mode à suivre pour constituer , soit le citrate
de quinine lui-même , soit le sel double en question.

Je comprends très-bien qu'après avoir dépouillé le vin
blanc de son tannin , comme le fait M. Béral pour constituer son vin chalibé , on puisse l'employer avec succès
à la préparation d'un vin ferrugineux. Mais , je le répète , j'ai peine à croire que le vin de quinquina martial,
lui dont les éléments sont incompatibles , soit un bon
médicament.

M. Béral a raison , le vin chalibé des officines est peu
énergique , incertain même dans ses effets. Il contient,
en bien faible quantité , de l'acétate de fer et du tartrate
de fer et de potasse , que la sur-oxidation du métal peut
transformer en tannate par l'effet du contact de l'air ,
d'où résulte nécessairement une teinte noirâtre , et quel-
quefois même un précipité plus ou moins abondant.
D'ailleurs la proportion de fer en dissolution doit être
d'autant plus forte que le vin dont on a fait usage était
plus acide.

Ces considérations justifient suffisamment la proposi-
tion faite par notre célèbre Parmentier , de substituer la
teinture de Mars tartarisée à la limaille de fer ; elles justifient également la substitution du citrate de fer à cette
même limaille.

Pour constituer son vin martial , M. Béral débarrasse
de sa matière tannante le vin qu'il destine à cet emploi,
en l'agitant avec de l'hydrate de fer humide , quantité
suffisante , et le filtrant après ; puis il fait dissoudre huit

grammes de citrate de fer sec, ou vingt-quatre de citrate liquide (ce qui est préférable) dans une bouteille de ce menstrue, tandis que M. Guibourt prend une partie du dernier pour trente-deux de vin de Malaga.

Cet œnolé et celui de Parmentier doivent être préférés, sans nul doute, au vin chalibé du Codex, non-seulement parce qu'ils sont toujours identiques, mais aussi parce qu'ils sont doués de plus d'énergie. Cette énergie est telle, du reste, que je n'hésite pas à appeler l'attention des médecins sur ces produits.

Quant au proto-iodure de fer liquide de notre estimable collègue M. Alphonse Dupasquier, j'ai besoin de toute la confiance que m'inspire la franchise si bien connue de ce praticien distingué, pour croire aux propriétés presque merveilleuses de cet agent, lorsque je vois les auteurs en général proscrire les ferrugineux dans les maladies organiques. Il faut que l'iode agisse comme agent modificateur tel, que le fer, de nuisible qu'il devrait être, devienne un puissant moyen de guérison entre les mains habiles de M. Dupasquier. Si nous avions besoin d'autres garanties que celle que nous trouvons dans le caractère de notre collègue, nous pourrions recourir aux faits: ils nous en diraient sans doute assez, soit par l'organe de l'auteur, soit par celui des médecins distingués qui sont appelés par lui en témoignage, pour asseoir notre jugement. Les faits, il est vrai, doivent être admis avec d'autant plus de réserve, qu'ils ont quelque chose de plus extraordinaire, de plus merveilleux ; mais aussi ils ne peuvent être mis en doute lorsqu'ils ont été vérifiés par des hommes dignes de foi qui nous les donnent comme certains. A tout prendre, ne savons-nous pas d'ailleurs que les pilules de Griffith , qui se rapprochent tant des pilules de Blaud , ont obtenu des succès qui paraissent incontestables dans la phthisie tuberculeuse , et cela entre les mains des Anglais. On doit donc considérer comme une chose acquise à la science l'efficacité du proto-iodure de fer de M. Dupasquier dans le traitement de la phthisie tuberculeuse, et féliciter l'auteur de sa découverte , tout en tenant compte des insuccès que l'on aura à déplorer plus d'une fois en présence d'une maladie contre laquelle ont si souvent échoué les efforts de la médecine.

Espérons que les nombreux essais auxquels on se livre dans les principaux hôpitaux de la capitale viendront confirmer , sans beaucoup tarder , les résultats positifs obtenus par notre collègue. Espérons aussi que le travail que nous promet ce praticien sur la partie médicale du sujet , viendra bientôt donner une nouvelle valeur à ses assertions , tout en fournissant aux médecins des documents utiles dont ils ont un besoin urgent pour établir des points de comparaison qui leur permettent de faire une juste application de l'agent médical dont il s'agit.

Dans un Mémoire intéressant publié par M. Gélis dans le cahier de mars de cette année du *Journal de pharmacie et des sciences accessoires* , l'auteur prouve , par des faits multipliés , que c'est à tort que l'on recherche dans les urines la quantité de fer qui a échappé à l'assimilation , et que c'est dans les matières fécales qu'elle se retrouve ; ce qui détruirait cette opinion que c'est au passage du fer dans les urines des chlorotiques qu'on doit attribuer l'appauvrissement du sang.

Le travail de M. Gélis me paraît avoir d'autant plus

de valeur, que M. Weuler avait rangé les sels de fer parmi les substances que l'on ne rencontre jamais dans les urines.

L'auteur du Mémoire croit que dans la chlorose l'appauvrissement du sang tient à l'insuffisance de la formation des globules rouges, dans lesquels il suppose, avec M. Denis, l'existence d'une quantité de fer toujours égale. Or ces globules, qui se composent de fibrine, d'albumine, de fer, de tout ce qui constitue enfin la richesse du sang, se produisent en plus grande quantité sous l'influence des préparations de fer et rétablissent l'équilibre en faisant cesser la prédominence de la matière séreuse sur les autres constituants, soit sur les parties solides du sang.

M. Gélis pense que les ferrugineux agissent en remplissant deux indications principales : en régularisant l'action de l'appareil gastro-intestinal par une stimulation convenable ; puis en favorisant la formation de l'hématosine. Je crois comme lui que cette théorie peut être admise ; mais je n'admets pas comme lui que les seules préparations de fer protoxidé soient les plus efficaces par cela seul qu'elles ont une saveur atramentaire très-prononcée. Le citrate ferrique, qui certes ne le cède en aucune façon aux martiaux protoxidés, quant à ses propriétés médicales, pourrait seul mettre en défaut les antagonistes des sels de fer per-oxidé. Tout en reconnaissant ce que les protoxides de ce métal ont de véritablement bon, j'avoue que le lactate, le carbonate, le citrate, le tartrate, l'hydro-chlorate, le sulfate, etc., à ce degré d'oxidation, n'ont rien qui excite plus mes sympathies que certains martiaux à base de per-oxide, et si je pouvais avoir de l'éloignement pour ces produits, j'en accuserais la styplicité si fortement prononcée et la facile altérabilité de certains d'entr'eux, bien que ces défauts n'aient pas à mes yeux le degré de gravité que l'on a voulu leur donner. En somme, je crois que tout ce qu'on a pu dire ces temps derniers sur les ferrugineux avec l'intention de jeter du discrédit sur la plupart de ceux qui figurent depuis si long-temps dans nos pharmacopées et dont on a si bien constaté les propriétés, a été plutôt dicté dans des vues d'intérêt personnel qu'avec le désir bien sincère de faire progresser la science et de servir l'humanité, témoin les moyens de publicité mis en usage par Messieurs les novateurs tels et tels, pour exploiter à leur plus grand profit le genre d'industrie qui tend si fortement aujourd'hui à faire du temple d'Epidaure un marché public où l'on trafique honteusement de la santé de ses concitoyens. Il faut déplorer amèrement un tel état de chose, et cela d'autant plus qu'il peut fausser le jugement des hommes de l'art dans l'appréciation qu'ils ont à faire de la valeur de chaque agent médical lorsqu'ils ont à comparer entr'elles les propriétés curatives de chacun de ces corps. Il y aurait là de quoi faire peser de tout son poids le blâme que peuvent s'attirer les hommes qui se laissent ainsi dominer par la soif de l'or, si les circonstances si difficiles qui président à nos destinées ne semblaient justifier, jusqu'à un certain point, les manœuvres de ces nombreux spécialistes, dont la plupart n'ont fait divorce avec l'orthodoxie médicale que parce qu'elle a été ingrate et décevante pour eux.

EXTRAIT D'UN MÉMOIRE

publié par M. FÉLIX BOUDET, pharmacien,

SUR LE PROTO-IODURE DE FER

De M. Alphonse Dupasquier.

Le cahier de septembre du bulletin général de thérapeutique contient des observations relatives au Mémoire de M. Dupasquier sur le proto-iodure de fer, observations qui justifient pleinement les modifications que M. Félix Boudet propose d'apporter aux formules de notre collègue. Passant en revue ces diverses formules avec cet esprit de sage critique et cette sagacité qui caractérisent si bien ses utiles travaux, M. Boudet, tout en rendant un juste hommage à tout ce que le Mémoire de M. Dupasquier renferme d'essentiellement bon, s'attache à prouver, par un raisonnement mathématique, que la proportion d'iodure sec qui sert de base à chacune des préparations du professeur de Lyon, n'existe pas dans un rapport convenable, par ce double motif qu'elle ne peut être représentée que par un nombre fractionnaire d'un usage incommode dans la pratique et qu'elle expose les malades, par son insuffisance, à recourir à des quantités considérables de médicaments.

Après avoir prouvé jusqu'à l'évidence la justesse de ses judicieuses observations, que l'espace dans lequel je dois me renfermer ne me permet pas de reproduire, M. Félix Boudet propose les formules suivantes, auxquelles je n'ajouterai pas un mot, pour n'en dénaturer ni le fond ni la forme, voulant prouver par là que je leur donne toute mon approbation.

Solution officinale de proto-iodure de fer au dixième, destinée à remplacer la solution normale du docteur Dupasquier.

Prenez : iode pur . . . . . .   8 gram.,50 (1).
Limaille de fer. . . . . . .   4 *id.* (2).
Eau distillée. . . . .   40 *id.*
Sucre très blanc . . . . . .   55 *id.*
Gomme arabique en poudre   8 *id.*

« Versez l'iode avec 30 grammes d'eau distillée dans un ballon de verre ; ajoutez peu à peu et avec précaution, la limaille de fer, en ayant soin d'agiter sans cesse le mélange ; chauffez légèrement jusqu'à ce que la liqueur soit devenue presque incolore ; filtrez au-dessus d'une capsule de fer contenant le sucre concassé ; lavez le filtre avec les 10 grammes d'eau réservés pour cet usage ; employez-les ensuite pour dissoudre la gomme ; versez la solution dans la capsule et chauffez pour obtenir 100 grammes d'un liquide incolore qui contiendra 10 grammes de proto-iodure de fer pur et dont chaque gramme représentera un décigramme ou un dixième de son poids de cette combinaison.

(1) Dans cette formule, comme dans les suivantes, au lieu de 8 gram.,22 d'iode, c'est-à-dire du poids rigoureusement nécessaire pour former 10 gram. d'iodure, j'en emploie 8 gram.,50 pour tenir compte de la quantité d'iodure qu'on laisse nécessairement dans le ballon et sur le filtre avec l'excès de limaille de fer.

(2) M. Dupasquier prescrit 20 grammes de fer pour 8 d'iode. Cette proportion est trop forte ; je l'ai réduite à celle de 4 grammes, qui est bien suffisante.

« Cette solution , renfermée dans une fiole exactement pleine et bouchée , se conserve indéfiniment sans éprouver la plus légère altération. Si la fiole est complètement remplie et souvent débouchée , on voit au bout de quelques jours la surface du liquide se colorer légèrement , mais cette coloration s'arrête à la couche superficielle, et d'ailleurs elle est si légère qu'elle ne saurait inspirer aucune inquiétude sur la valeur de la préparation.

« Cette solution n'est plus un médicament magistral comme la solution normale de M. Dupasquier ; c'est une véritable préparation officinale , avec laquelle la plupart des prescriptions médicales qui auront pour base l'iodure ferreux pourront être exécutées très facilement. S'il s'agit en effet d'introduire dans un sirop une gelée , une potion ou tout autre médicament analogue, 20 , 30 , 40 ou 50 centigrammes de proto-iodure de fer , il suffira d'ajouter à chacune de ces préparations 2 , 3 , 4 ou 5 grammes de solution officinale. On pourra même , au besoin , mesu. rer cette solution par gouttes , en calculant que douze gouttes pèsent environ 1 gramme et représentent 10 centigrammes d'iodure.

« J'ai constaté d'ailleurs que le proto-iodure de fer pouvait se conserver plus de 24 heures , sans altération prononcée , dans une potion ou dans une boisson sucrée, pourvu que ces liqueurs continssent au moins un dixième de leur poids de sirop.

Sirop proto-iodo-ferré.

Solution officinale de proto-iodure de fer.	20 gram.
Sirop de gomme arabique	220 *id.*
Sirop de fleurs d'oranger.	60 *id.*

« Mêlez, pour obtenir 300 grammes.

30 grammes de ce sirop contiennent 20 centigrammes de proto-iodure de fer. Cette dose est à-peu-près quadruple de celle adoptée par M. Dupasquier.

Eau gazeuse proto-iodo-ferrée.

« L'iodure ferreux a besoin , comme l'a très-bien observé M. Dupasquier , d'être associé à une proportion assez considérable de sirop de gomme pour se conserver en dissolution dans l'eau gazeuse. Si la quantité de sirop est faible , l'eau ne tarde pas à se colorer et à laisser déposer un précipité floconneux , tandis qu'elle se conserve limpide et incolore si on adopte , avec M. Dupasquier , la proportion de 80 grammes de sirop de gomme pour une bouteille d'eau gazeuse. Ainsi préparée , l'eau proto-iodo-ferrée n'a pas une saveur ferrugineuse assez désagréable pour que son usage inspire de la répugnance; elle peut même être conservée 24 heures dans une bouteille en vidange sans s'altérer notablement.

Eau gazeuse proto-iodo-ferrée.

Solution officinale. . . . .   2 grammes.
Sirop de gomme arabique. 78   *id.*
Eau gazeuse une bouteille ou environ. 600   *id.*

« L'eau gazeuse proto-iodo-ferrée n° 2 contiendra 4 grammes de solution officinale, ou 40 centigrammes d'iodure ; l'eau n° 3 contiendra 6 grammes de solution ou 60 centigrammes d'iodure. Ces trois degrés me semblent suffisants; on pourrait, cependant, en faire un quatrième avec 8 gram. de solution ou 80 centigr. d'iodure.

Pilules proto-iodo-ferrées.

« La formule du docteur Dupasquier fournit une masse

très élastique et incommode à manier. On pourrait l'ad-
mettre à la rigueur si l'on n'avait à préparer qu'un petit
nombre de pilules ; mais elle devient véritablement im-
praticable lorsqu'il s'agit d'opérer sur un poids un peu
considérable de matières. D'ailleurs, les proportions
d'iode, de miel et de gomme adragante qui se trouvent
prescrites dans cette formule ne correspondent pas à un
poids régulier de masse, ni d'iodure pour chaque pilule.
Elle me paraît devoir être remplacée avec avantage par
la formule suivante, dont l'exécution n'offre aucune dif-
ficulté et dont le produit est satisfaisant.

Iode . . . . , . . ,	8	grammes,50
Limaille de fer.	4	*id.*
Eau distillée.	40	*id.*
Miel blanc. . . , . . .	10	*id.*
Gomme arabique	8	*id.*
Poudre de guimauve. . ,	6	*id.*
Gomme adragante	4	*id.*

« Faites une dissolution iodurée dans laquelle vous
dissoudrez le miel et la gomme arabique ; évaporez pour
réduire le tout à 30 grammes ; incorporez les poudres
de guimauve et de gomme adragante pour obtenir une
masse qui représentera 10 grammes ou un quart de son
poids d'iodure, et préparez des pilules de 20 centigr.

« On pourrait supprimer la gomme adragante et la
remplacer par un poids égal de guimauve ; mais, dans
ce cas, les pilules se ramolliraient dans un air humide.
Avec la gomme adragante on évite cet inconvénient et on
obtient une masse pilulaire qui, renfermée dans un bocal
à large ouverture avec du lycopode, conserve une bonne
consistance. Elle se colore, il est vrai, à la surface,

comme celle qui est préparée d'après la formule de M. Dupasquier, mais cette altération est lente et n'intéresse qu'une couche très mince que l'on pourrait d'ailleurs enlever, si on le trouvait convenable, au moment de diviser en pilules.

Tablettes proto-iodo-ferrées.

Prenez : solution officinale. . . . . 100 gram. (1).
       Gomme arabique en poudre   32 *id.*
       Sucre blanc. . . . . 300 *id.*

« Formez un mucilage avec la gomme et la solution, incorporez rapidement le sucre et faites 400 tablettes, qui peseront 1 gramme et contiendront chacune 2 centigrammes et demi d'iodure, c'est-à-dire le double de la proportion prescrite par le docteur Dupasquier. »

Ici termine M. Boudet, qui pense sans doute qu'il serait superflu de grossir davantage le formulaire des préparations proto-iodo-ferrées, celles qu'il expose peuvent servir à toutes les indications. Si telle est sa pensée, telle est aussi la mienne, bien que je ne voie aucun inconvénient à user de toutes celles qui figurent dans le mémoire de M. Dupasquier.

Émile MOUCHON.

(1) En portant plus d'attention à cette formule que je ne l'avais fait d'abord, je m'aperçois que la quantité de solution normale employée est infiniment au-dessus de ce qu'elle doit être pour donner à la masse une consistance convenable. 30 grammes de cette solution seraient plus que suffisants pour réaliser ce résultat; mais alors la base ne serait plus dans la proportion que réclame le calcul de M. Boudet. L'habileté si bien connue de ce praticien doit me faire présumer qu'il s'est glissé dans la rédaction ou dans l'impression une erreur involontaire qu'il s'empressera de rectifier dès qu'elle lui aura été signalée.